AF459408

ESSAI

SUR

LA GANGRENE HUMIDE DES HOPITAUX,

D'après l'état actuel des connoissances chimiques et physiologiques;

PAR LES C. C.

MOREAU, Médecin et Sous-Bibliothécaire à l'École de Santé de Paris,

ET

BURDIN, ci-devant Chirurgien de première Classe à l'Armée du Nord;

SUIVI

D'un Extrait du Rapport qu'en ont fait à la Société de Santé de Paris, les Citoyens FOURCROY, HEURTELOUP *et* PORTAL.

« Ce ne sont pas des choses de spéculation, mais d'une » triste expérience ». MONTESQUIEU. Es. des loix. t. I. p. 42.

Prix 1 l. 5 s., et 1 l. 10 s., franc de port, dans les Dép.

A PARIS,
Chez RÉGENT et BERNARD, Libraires, Quai des Augustins, N. 37.

L'an V de la République, (1796).

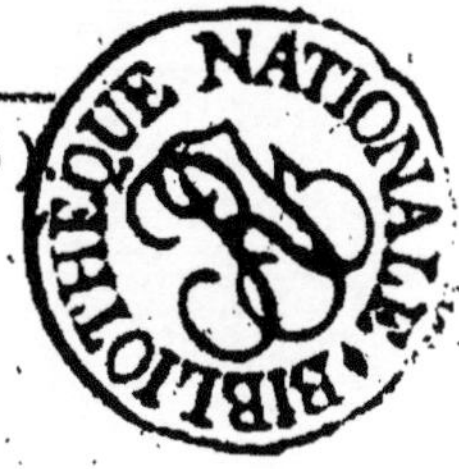

ESSAI

Sur la gangrène humide des hôpitaux.

J. L. MOREAU et BURDIN.

Lu à la Société de Santé, le 28 brumaire, an 5.

« Ce ne sont pas des choses de spéculation,
» mais d'une triste expérience ».

MONTESQIEU. Esp. des Loix. T. I. p. 42.

Les hommes ne sont pas destinés à vivre épars sur les différens points du globe, et la terre qu'ils habitent, changée par les progrès de la civilisation, et transformée, pour ainsi dire, en une terre nouvelle, seroit un séjour moins salubre, si les champs cultivés n'avoient pris la place de ces plaines marécageuses, et de ces savanes noyées, qu'on retrouve dans plusieurs endroits du nouveau continent, dont toutes les parties n'ont pas encore été modifiées par la main puissante des hommes réunis.

Cependant, si les hommes doivent former des sociétés pour leur bonheur commun, ils ne sont jamais impunément entassés et réunis dans des habitations trop rapprochées. Les villes mal distribuées, mal exposées, les places fortes pendant les siéges, les vaisseaux trop chargés, enfin la plupart des hôpitaux et des prisons sont de vrais gouffres pour l'espèce humaine (1). Dans tous ces endroits, où plusieurs individus se trouvent réunis et pressés sur un seul point, l'air expiré, les émanations animales qui ne peuvent trop tôt être dissipées, séjournent, se mêlent à l'air qui doit alimenter la vie, et forment une atmosphère particulière, dont l'insalubrité ne tarde pas à se manifester par une foule de maladies, ou par la complication de celles qu'on est obligé de traiter au milieu de ces défavorables entours.

Les dérangemens, qui résultent d'un air ainsi vicié, ont été l'objet des méditations des plus grands maîtres. *Pringle* (2) sur-tout s'est placé à côté de

---

(1) « Les hommes ne sont pas faits pour être en- » tassés en fourmillière...... Les infirmités du corps, » ainsi que les vices de l'ame, sont l'infaillible effet » d'un concours trop nombreux. L'homme est celui » de tous les animaux qui peut le moins vivre par » troupeaux. Des hommes entassés comme des mou- » tons, périroient tous en peu de tems ; l'haleine de » l'homme est mortelle à ses semblables, cela n'est » pas moins vrai au propre qu'au figuré. »

J. J. Rousseau, Emile, tome premier, pag. 48.

(2) Observations sur les maladies des armées, la fièvre des prisons, etc.

Sydenham, par son exacte description de la dyssenterie des camps et de la fièvre des prisons, souvent produites par l'air infecte qu'on respire sous des tentes trop remplies, ou dans des hôpitaux encombrés et vicieusement construits.

Les dispositions septiques des plaies et ulcères traités dans les hôpitaux, et particulièrement la gangrène humide, qui, comme les dyssenteries et la fièvre d'hôpital et de prison, sont produites par l'action des miasmes putrides dont l'air est surchargé, n'ont point encore fait le sujet d'un travail particulier. *Tenon* (1), dans ses excellens mémoires sur les hôpitaux, revient souvent sur la lenteur avec laquelle se guérissent les plaies et ulcères traités dans les hospices français et étrangers. *Mourgüe de Monstredon*, et sur-tout *Hunezoski*, ont observé que cette difficulté et cette lenteur augmentent encore, lorsque les salles des blessés communiquent avec celles des fiévreux.

Desault, dans ses leçons de chirurgie clinique, parloit souvent de la guérison lente et pénible

(1) Mémoires sur les hôpitaux de Paris.

Observations relatives aux hôpitaux : ouvrage allemand, dont la traduction qu'en fit faire *Tenon* n'a pas été imprimée.

des plaies et ulcères qu'on traite dans les hôpitaux *Baglivi*, dans sa dissertation *de usu et abusu vesicantium*, *Turin*, *Carminati*, *Gilchrist* ont parlé d'ulcères analogues à la gangrène humide, mais d'une manière rapide et générale. Cette fâcheuse complication a tout au plus été indiquée dans les journaux de médecine et de chirurgie. Enfin, *Pouteau* en a traité avec plus de détails, mais il n'a présenté que des considérations isolées.

Un ouvrage méthodique et suffisamment étendu, sur les dispositions septiques des plaies et ulcères traités dans les hôpitaux, reste donc à faire, et son défaut est une immense lacune dans la science médicale; nous ne prétendons pas la remplir entièrement, nous espérons que cet essai la rendra peut-être moins apparente, et offrira quelques résultats utiles.

Afin de co-ordonner les considérations que nous avons à présenter, nous offrirons successivement le tableau des signes qui caractérisent la gangrène humide; une rapide description des causes nombreuses et variées qui concourent à sa production; enfin nous terminerons par l'exposé des moyens propres à l'écarter ou à la guérir, et par quelques considérations sur sa nature.

La gangrène humide est moins une maladie, qu'un épiphénomène, et dans un tableau nosologique, elle doit être placée parmi les changemens par épigénèse (1).

Elle s'observe quelquefois ailleurs que dans les hôpitaux et les lieux encombrés; on l'a vu attaquer les ulcères résultans de l'application des vésicatoires dans les fièvres putrides (2), quoique le malade ne fût point en rapport avec toutes les circonstances fâcheuses qui déterminent la gangrène humide dans les hôpitaux. Gilchrist (3) a observé qu'à Sainte-Lucie, dans des habitations bien espacées, les nègres sont sujets à des ulcères de mauvaise nature, qui présentent des phénomènes analogues à ceux qui caractérisent la gangrène humide. Cependant cette espèce de gangrène se voit plus communément dans les hôpitaux et dans les lieux encombrés, où les hommes trop rapprochés s'infectent réciproquement. Elle diffère de toutes les gangrènes décrites par *Quesnay*, et n'a d'analogie, comme l'observe *Pouteau* (4), qu'avec cette gangrène qui a lieu à la suite des morsures de la vipère, lorsque l'action du poison déposé dans la

(1) Voyez *Lorry* de morborum conversionibus.

(2) *Baglivi* de usu et abusu vesicantium.

(3) *Grimaud*. Traité des fièvres. T. 3. p. 119 et s.

(4) *Pouteau*. Œuvres posthumes. vol. 3.

plaie, n'a pas éteint l'irritabilité, mais s'est bornée à l'affoiblir.

Signes de la gangrène humide.

Les signes ont lieu à-peu-près dans l'ordre qui suit : avant qu'il paroisse aucun changement à la plaie, un mal-être général se fait sentir, la langue devient plus ou moins chargée, la bouche est amère et l'appétit se perd ; quelquefois le malade a des nausées ; le pouls est foible, peu développé et souvent irrégulier. Bientôt après la plaie ou l'ulcère change d'état, sa surface devient pâle, la suppuration moins abondante est de mauvaise nature ; les bords se tuméfient, s'enflamment et deviennent douloureux ; quelquefois ils se renversent et présentent une teinte blaffarde. Un cercle d'un rouge brun, s'étend à une plus ou moins grande distance, toute la partie enflammée se désorganise et se change en une escharre plus ou moins épaisse, dont la chûte toujours partielle, ne commence que vers le 4e. ou 5e. jour; pendant que cette chûte s'opère, il suinte une sérosité de couleur sale, d'odeur plus ou moins piquante et nauséabonde.

A mesure que l'escharre se détache, l'ulcère se couvre d'un pus tenace et visqueux ; ce pus séjourne et se cantonne entre les bourgeons qui s'élèvent alors à la surface.

Dans cet état, si la force antiseptique de la vie n'est pas ranimée, et si le mode de pansement met l'ulcère en contact avec l'air, ou avec des substances qui entretiennent une chaleur humide (1), la gangrène alors fait des progrès rapides ; des cercles rougeâtres paroissent, se propagent et circonscrivent la partie qui va se désorganiser de nouveau ; souvent ces escharres ont lieu sur un seul côté et en différens sens, ce qui donne à l'ulcère les formes les plus bizarres.

La désorganisation ne se borne pas toujours au tissu adipeux, elle détruit quelquefois les muscles, les tendons, les aponévroses et met les os à découvert. On observe que les artères et les nerfs sont presque toujours respectés ; que la gangrène humide, en détruisant toutes les parties qui les environnent, les disséque, les isole, mais ne les attaque presque jamais.

Le tableau que nous venons de présenter, est loin d'offrir toutes les nuances de la gangrène humide, dans les différens sujets et dans les différentes cir-

---

(1) *Grimaud* dit, en parlant d'un ulcère qui présentoit des caractères analogues à ceux de la gangrène humide : « lorsque dans cet état on avoit recours aux » fomentations et aux cataplasmes émolliens et chauds, » l'ulcère s'élargissoit très-vite, rendoit une matière » ichoreuse, fétide et corrosive. »
Traité des fièvres, tome 3.

constances ; les causes de complication et les sujets sur lesquels elles agissent, la modifient d'une manière indéfiniment variée, et il seroit impossible de pouvoir apprécier tous ces changemens. Il y a cependant des différences marquées qu'on peut facilement observer.

Dans les sujets épuisés et sans réaction, la gangrène se manifeste d'une manière plus lente ; les premiers symptômes sont une fièvre plus ou moins forte, que l'on reconnoit de loin au rouge qui colore les pomettes, et tranche sur un visage étiolé. Ces malades se plaignent depuis long-tems de perte d'appétit ; l'ulcère présente un aspect blaffard, les bords se renversent ; la suppuration est tenace, visqueuse et plus ou moins abondante ; des cercles d'un rouge pâle s'étendent, et désignent l'espace où la désorganisation vá s'opérer de nouveau ; la chûte des escharres est lente, pénible ; le pus, toujours visqueux, exhale une odeur fade et nauséabonde.

Dans les sujets, au contraire, qui sont plus fortement constitués, et chez qui cette maladie est produite par un dérangement subit dans une fonction principale de la vie, ou par une infection locale de l'ulcère, tous les symptômes sont bien plus rapides ; l'ulcère est moins pâle, l'escharre se forme plus promptement, le pus qu'il rend est moins tenace et d'une odeur plus piquante, et la cure s'obtient facilement.

Nous venons d'offrir les principaux symptômes de la gangrène humide, depuis son invasion jusqu'à son dernier degré. Pour compléter le tableau des phénomènes, qui caractérisent cette espèce de maladie, il faut encore décrire sa marche rétrograde, et la manière dont s'opère sa guérison.

Ordinairement lorsque les progrès de la gangrène humide sont bornés, lorsque les circonstances permettent l'emploi de tous les moyens nécessaires et que le blessé n'est pas trop affoibli par des altérations précédentes, par de longues maladies, des suppurations abondantes, sur-tout lorsque différentes diathèses, ou quelque cachexie prédominante, ne compliquent pas son ulcère, la suppuration devient moins fétide, moins visqueuse; tout l'ensemble de la physionomie se présente sous un aspect favorable; si on interroge les différentes fonctions, on s'apperçoit que toutes sont plus actives, et que la force antiseptique de la vie s'exerce avec plus d'énergie; tous les phénomènes extérieurs répondent à ces heureuses dispositions; les inégalités qui s'élevoient de la surface de l'ulcère, disparoissent; les bords, qui étoient tendus et renversés, s'affaissent; chaque jour le pûs devient plus louable, la plaie est plus vermeille et la consolidation se fait ensuite très-promptement.

Tout se passe ainsi, lorsque différens épiphénomènes, différentes complications, ne viennent pas troubler de nouveau cette série d'élaborations nécessaires pour la guérison de toute solution de continuité. La petite-vérole, la peste même semblent communément respecter les victimes échappées à leurs ravages; mais la gangrène humide plus opiniâtre, présente souvent de fâcheuses récidives, qui ont lieu dans quelques circonstances jusqu'à six ou sept fois. Dans tous ces cas, la partie consolidée présente d'abord quelques légers points ulcérés qui se propagent en différens sens et ne tardent pas à détruire entièrement la cicatrice; quelquefois on voit se présenter l'appareil complet de tous les symptômes déjà décrits; le plus souvent tout se réduit à faire seulement que la plaie reste dans le même état; le travail qui devoit opérer la consolidation est suspendu, et la guérison de cet ulcère chronique devient presque impossible.

II. Partie. Causes de la gangrène humide.

La gangrène humide des hôpitaux, de laquelle nous venons de présenter le tableau, est déterminée ou modifiée par diverses circonstances. Ces circonstances sont relatives au sujet et à tout ce qui peut influer sur son état; envisagées sous ces deux points de vue, elles répondent aux causes prédisposantes et occasionnelles des méthodistes.

Causes prédisposantes.

Une longue expérience a prouvé, que plusieurs opérations, et particulièrement celle du trépan

(1), ne réussissoient presque jamais dans les hôpitaux; que les plaies et ulcères, qu'on y traite, présentoient toujours une physionomie particulière.

Cependant ces fâcheuses dispositions ne suffisent pas pour expliquer tous les effets de la gangrène humide; ce n'est que par un examen approfondi de ses causes prédisposantes, qu'on peut rendre raison des espèces de choix et d'exceptions qu'elle affecte. Les effets multipliés des agens les plus actifs ne peuvent avoir lieu sans des dispositions particulières du sujet sur lequel ils agissent, et sont modifiés non-seulement par toutes les différences des parties blessées, mais encore par toutes les dispositions particulières à l'individu qui a reçu la blessure.

Relativement à toutes les différences des parties blessées. Leur structure, le lieu affecté peuvent être considérés comme autant de causes, qui tendent à modifier les atteintes et les progrès de la gangrène humide.

Relativement au lieu affecté. Comme nous l'avons déjà observé, les parties éloignées des grands centres

---

(1) Il est à remarquer que le trépan, seule opération qui ne réussit presque jamais dans les grands hôpitaux, est aussi la seule qui expose subitement l'organe médullaire au contact des miasmes putrides, qui agissent en éteignant, ou en affoiblissant l'action nerveuse.

de vitalité sont plus communément attaquées et dévastées par la gangrène humide.

Relativement à la structure. Les différences tiennent encore à la même cause ; la gangrène humide est plus ou moins à craindre et ses ravages sont éphémères ou prolongés, bornés ou étendus, selon que la partie blessée est plus ou moins pénétrée du fluide irritable, ou jouit d'une vie active ou languissante (1).

Enfin relativement aux causes prédisposantes déterminées par les différentes manières d'agir des instrumens de lésion. La forme de ces instrumens, leur direction, leur degré de force, sont des circonstances majeures qui disposent plus ou moins la plaie, qu'ils ont faite, aux dévastations de la gangrène humide. Ainsi les plaies par instrument piquant ou déchirant, par instrument tranchant, avec ou sans déperdition de substance, celles faites par des causes contendantes; enfin les plaies d'armes-à-feu accompagnées de commotion plus ou moins forte, ne sont pas uniformément atteintes de gangrène humide.

Les dispositions particulières du sujet, sont de nouvelles causes prédisposantes. Il faut sur-tout distinguer celles qu'établissent les circonstances d'âge, de sexe; celles que constituent les différens changemens et les états particuliers que nous éprouvons successive-

---

(1) Voyez *Lorry*, de morborum Conversionibus, pag. 173 et 175.

ment, sur-tout ces états pendant lesquels, comme dans la gestation, les forces vitales se trouvent concentrées sur un seul organe, influencent d'une manière moins active la partie blessée, et la livrent presque sans défense à l'action des causes septiques de la gangrène humide (1).

Ces différences générales ne sont pas les seules, il faut encore avoir égard aux tempéramens, aux cachexies prédominantes (2), aux différentes diathèses, aux altérations plus ou moins profondes que le blessé a pu éprouver par sa profession, sa manière de vivre, ses maladies, etc. : enfin toutes les circonstances avec lesquelles les différens sujets se sont trouvés en rapport.

---

(1) *Grimaud* dit, en parlant de la formation du cal : « Il y a des circonstances dans lesquelles le calus ne se » forme point ; et l'état de grossesse est une de ces » circonstances, selon les observations de *Fabrice de* » *Hilden* et de beaucoup d'autres. Chez les femmes » enceintes, les fractures ne se guérissent que très- » difficilement...... La seule raison de ce phénomène, » c'est que la nature néglige alors son propre corps, » pour celui du fétus ; c'est que tous les mouvemens » sont dirigés sur la matrice d'une manière soutenue. » Phisiologie manuscr. Osteogen. format. du cal.

(2) Voyez *Bordeu*. Analyse médicinale du sang, pag. 440.

Toutes ces causes prédisposantes tendent, non-seulement à rendre les progrès de la gangrène humide plus ou moins étendus, mais encore plusieurs d'elles semblent déterminer différentes variétés dans les complications septiques. Ainsi lorsque des maladies putrides ont attaqué toute l'économie vivante; lorsque par leurs effets les liquides et les solides se trouvent sans réaction; les ulcères résultans de l'application des vésicatoires dans ces maladies, les excoriations survenues aux parties sur lesquelles le corps a porté trop long-tems, sont le siége d'une gangrène humide qui présente des symptômes particuliers.

On a encore observé une autre variété de gangrène humide, c'est celle dont les ravages se portent sur les ulcères de ces malheureux, qui ne viennent chercher un asyle dans les hôpitaux, qu'après avoir souffert tous les maux de la plus affreuse indigence, et s'être plus ou moins rapprochés de l'état scorbutique par des entours insalubres, un dénuement de tous les objets de première nécessité, et une nourriture insuffisante et de mauvaise qualité (1).

(1) Le sang de boucherie déjà altéré et mal préparé qu'on a vendu en profusion et déguisé sous toutes les formes, pendant la disette, faisoit sur-tout cette nourriture, dont la mauvaise qualité n'auroit pu être corrigée, que par la force anti-septique d'organes susceptibles d'une réaction puissante. Ce sont ces substances

Telles

Telles sont les causes prédisposantes qui dépendent des différences des parties blessées et de la manière-d'être spécifique du blessé ; elles mettent facilement dans le cas de rendre raison de toutes les variétés de la gangrène humide, et sur-tout de ces espèces d'exceptions et de choix qui surprennent toujours, lorsqu'on n'a égard qu'à l'action des causes externes, et qu'on ne se rappelle point que, pour qu'elle ait lieu, plusieurs circonstances sont nécessaires ; enfin, si on ne considère pas que les maladies contagieuses, la petite-vérole, les poisons les plus actifs et la peste elle-même, n'agissent point de la même manière sur tous les sujets, et présentent comme la gangrène humide des variations dependantes des causes prédisposantes, et de mille accidens qu'il n'est pas toujours possible d'apprécier (1).

Causes occasionnelles.

Les circonstances qui tendent à établir la constitution septique, pendant laquelle toutes les maladies dégénèrent en affections putrides, et la plupart des plaies ou ulcères se compliquent de gangrène hu-

---

altérées, auxquelles le citoyen *Pelletan* a attribué en partie cette espèce de gangrène humide, qu'il a le premier observée.

Voyez, sur les effets d'une mauvaise nourriture analogue, les Mém. de l'Acad. des Sc. an. 1699. p. 68.

(1) Voyez Œuvres posthumes de *Pouteau*, tome 3, pag. 230 et suiv.

mide, sont nombreuses dans les hôpitaux; elles sont relatives, ou à l'air qui s'y trouve altéré de différentes manières, ou au défaut de régime, ou au mode vicieux de pansement, ou enfin à ces affections pénibles de l'esprit si communes dans les hôpitaux.

1°. Altération de l'air.

Relativement à l'air. On sait combien celui des hôpitaux diffère de l'air, qu'on respire dans tout autre endroit. Celui qui forme l'athmosphère des lieux encombrés peut être considéré comme devenu moins propre à la respiration, ou comme surchargé de miasmes putrides, sans cesser d'être moins respirable.

Sous le premier rapport l'air des hôpitaux est moins insalubre que celui des salles de spectacles (1). Cependant dans certains hôpitaux, dont les salles sont mal disposées, les proportions d'azote et d'acide carbonique sont bientôt excédentes, et avec d'autant plus de promptitude que la plupart des sujets, qui le remplissent, sont forcés par leur état maladif à des inspirations et expirations plus fréquentes (2). Alors

---

(1) Les différens procédés eudiométriques ont toujours donné pour résultat, que l'air des salles de spectacles étoit moins propre à entretenir la combustion et la respiration, que celui des hôpitaux.

(2) » Tout ce qui augmente le mouvement du sang » et la quantité de ce fluide qui passe par les poumons, » augmente la détérioration de l'air inspiré..............

l'air inspiré ne produit plus les mêmes changemens; et la respiration, cette fonction majeure, est dérangée. Dans l'état de maladie et de langueur résultant des dérangemens d'une fonction aussi importante, les plaies et ulcères doivent nécessairement se présenter sous un aspect défavorable et offrir au moins les premières nuances de la gangrène humide; ainsi les altérations qui rendent l'air moins respirable, doivent figurer dans un tableau où sont exposées les principales causes de cette funeste complication (1).

Les altérations de l'air, vues sous le deuxième rapport, sont des causes occasionnelles bien plus actives que les précédentes; elles consistent sur-tout dans des émanations septiques qui surchargent l'athmosphère; tous les moyens eudiométriques deviennent insuffisans pour éclairer sur la nature et la présence de ces effluves; fugaces comme les corps odorans, elles se refusent à toutes les manières de les

---

» l'exercice et la fièvre augmentent la détérioration de » l'air par la moffette, ou gaz azotique, dans une » plus grande proportion. » *Hallé*. Encyclop. méth. dict. de médec. tome 1, pag. 501 et suiv.

(1) « J'ai vu des écuries de loueurs de carrosses, où « les chevaux amoncelés ne pouvoient se coucher...... » ils étoient attaqués d'inflammation, dont plusieurs » dégénéroient rapidement en gangrène. Les plaies « résultantes d'opérations, telles que les javarts en-

interroger, mais n'affectent jamais impunément l'athmosphère d'un lieu encombré. Ces miasmes en portant leur action d'une manière directe jusqu'au centre de la vie et de l'irritabilité, qu'ils tendent à éteindre, donnent lieu à toutes les affections malignes, et par conséquent aux gangrènes humides les plus fâcheuses. Selon que les vices de construction et d'administration sont nombreux dans les hôpitaux, les foyers de ces miasmes y sont plus ou moins multipliés, et l'on peut considérer comme tels des lits imprégnés de substances fétides, des amas de linges à pansemens trop lentement enlevés, des lieux d'aisance et des salles de fiévreux mal isolées de celles des blessés (1); enfin des membres gan-

» cornés et tendineux, les crapauts et les maux de » garot, ne marchoient que lentement à leur gué- » rison. » *Huzard*. Encycl. méth. méd. vétérin. tome 1, pag. 487.

(1) C'est une chose remarquable, dit *Hunczowski*, que les maladies chirurgicales, placées à la Charité de Paris dans le voisinage des fièvres putrides, ne guérissent que lentement; il survient souvent des symptômes, qu'il est impossible de prévenir et qui résistent à toute sorte de traitemens; la gangrène se met aux plaies les plus simples, les ulcères deviennent malins; les maladies externes, qui demandoient peu de tems pour guérir, prennent un mauvais caractère.

grenés et des ulcères de mauvaise nature. Ce sont une ou plusieurs de ces causes d'infection, qui tendent à faire présenter à toutes les affections morbifiques une apparence de septicité plus ou moins remarquable. Un air humide dont la température est plus ou moins élevée; le lavage des salles, lorsque l'air n'est pas très-sec; un hiver pluvieux précédé d'un été et d'un automne pendant lesquels des chaleurs très-fortes se sont fait sentir; les vents long-tems au midi, si l'hôpital est au nord de la mer ou d'une grande surface aqueuse, sont des circonstances qui tendent encore à activer les funestes effets des effluves septiques; et, toutes choses d'ailleurs égales, l'expérience apprend que c'est toujours par leur concours que la gangrène parvient à son plus haut degré, tant pour le nombre des plaies sur lesquelles elle se porte, que pour l'étendue et la rapidité de ses progrès.

2°. Défaut de régime.

Relativement au défaut et à la violation des loix de la plus sévère diététique, considérés comme causes occasionnelles de gangrène humide, nous avons à peine quelques considérations à offrir. L'on sait qu'un des effets du mauvais air des

---

Observations de *J. Hunczoski*.

Voyez aussi l'instruction du Conseil de Santé, du 7 ventose de l'an 2.

hôpitaux, est de se diriger sur les organes gastriques. Alors les alimens sont foiblement élaborés ; et, si on n'a recours à une diète plus ou moins sévère (1), on voit se présenter cet appareil de saburre, auquel *Lombard* et *Desault* ont fait tant d'attention dans le traitement des maladies chirurgicales, qui, comme toutes les autres lésions, ne peuvent régulièrement parcourir toutes les périodes de leur durée et marcher vers une guérison prompte et certaine, si une fonction majeure est gravement dérangée (2).

3°. Mode de pansement.

Relativement au mode de pansement vicieux, les causes occasionnelles sont nombreuses ; on doit les observer avec d'autant plus de soin, qu'il est plus facile de les éviter : elles sont particulièrement relatives à la lenteur du pansement, à l'exposition trop longue de l'ulcère à l'air ambiant, à l'emploi des cataplasmes et décoctions chaudes, enfin au transport du virus septique avec des instrumens imprégnés de pus, ou avec des linges mal lessivés et une charpie pénétrée de molécules virulentes.

Relativement aux affections morales, les causes

---

(1) Impura corpora, quò plus nutriveris, eò magis lædes.

(2) Voyez les opuscules de *Lombard*, et beaucoup d'observations du journal de *Desault*.

occasionnelles produites par ces tristes affections sont très-nombreuses, et agissent puissamment dans les hôpitaux. « Si dans l'homme le plaisir et la dou-
» leur physiques ne sont que la moindre partie de
» ses peines et de ses plaisirs; si son imagination
» qui travaille continuellement fait tout, ou plutôt
» ne fait rien que pour son malheur » (1). Dans quel lieu plus que dans les hôpitaux, cette imagination active de l'homme et sur-tout de l'homme souffrant se livrera-t-elle à des idées lugubres et sombres? Dans quel lieu l'ame sera-t-elle plus préoccupée par tout ce que les affections de sentiment et de volonté ont d'accablant (2)?

Cependant on rencontre ordinairement dans les hôpitaux de ces hommes pour lesquels le mal physique est tout; qui sans rapports étendus, sans relations éloignées, n'existent que dans le lieu où ils se trouvent et sont foiblement émus du spectacle qu'ils ont sous les yeux. Mais ces êtres insensibles, à la vue des maux qui peuvent les atteindre, à l'aspect d'une gangrène qui dévaste la plaie des blessés qui les entourent, pourront-ils se soustraire aux inquiétudes, à la défiance, à cette crainte stupé-

---

(1) *Buffon*. Discours sur la nature de l'homme.

(2) *Hallé*. Encycl. méth. dict. méd. tome 1. art. *affection*.

fiante dont les effets sont toujours terribles, et enfin à toutes ces émotions qui rendent moins actives les réactions vitales et disposent aux maladies épidémiques, en produisant un resserrement général et ces mouvemens dirigés de la circonférence au centre, pour se soustraire à une funeste contagion (1)?

Que d'affections variées et toujours plus ou moins pénibles peuvent encore se faire sentir! Le spectacle de toutes les douleurs, l'appareil de toutes les misères humaines, n'inspirent-ils que des craintes et des inquiétudes? Quelles impressions ne font-ils pas éprouver à l'homme sensible que des circonstances impérieuses et sur-tout insolites forcent à chercher un asyle dans les hôpitaux!

Dans les hospices militaires, où nous avons eu occasion de multiplier nos observations, nous avons été rarement témoins des désordres occasionnés par toutes ces affections de sentimens; mais plus souvent aussi nous avons observé les réactions funestes de ces affections de volonté, de ces desirs violens, de ces regrets fâcheux, cause

---

(1) Voyez *Lachambre* sur cette manière d'agir des affections pénibles. — *Fouquet* sur les caractères des passions, Encycl. méth. dict. méd. art. *sensibilité*. — *Desèze*. Essai sur la sensibilité.

funeste de plusieurs complications. A peine plusieurs de nos soldats se trouvoient étendus sur un lit de douleur, qu'au desir d'une prompte guérison, se joignoit le desir exalté de revoir une terre natale et chérie; ces desirs sans espoirs se transformoient bientôt en regrets, l'ame se trouvoit accablée par une foule d'idées désespérantes, et la nostalgie la plus prononcée donnoit lieu à des complications souvent mortelles.

Nous ne nous étendrons pas davantage sur les différentes affections de l'ame, considérées comme causes occasionnelles de septicité; il ne faut que méditer un instant sur l'union intime du physique et du moral de l'homme, et sur l'action réciproque de ces deux modes de son existence, pour ne point regarder comme épisodiques les réflexions que nous venons de détailler.

III. partie. Traitement.

Toutes les considérations que nous avons à offrir sur le traitement, sont relatives, ou aux indications à remplir pour empêcher la gangrène humide d'avoir lieu, ou à celles des moyens peu nombreux à employer pour en borner les progrès et procurer la plus prompte guérison. Ces denx considérations générales constituent le traitement préservatif et curatif.

Traitement préservatif.

Mettre le blessé en rapport avec des circonstances favorables, et le soustraire à ces causes d'insalubrité au milieu desquelles la vie est inactive et languissante, ramener autant que possible les plaies et ulcères les plus compliqués à l'état d'une solution de continuité simple, et prévenir tous les désordres résultans d'un mode de pansement défectueux, conserver et rétablir l'intégrité des fonctions gastriques, enfin soutenir et ranimer les forces du malade; telles sont les principales indications à remplir pour prévenir les atteintes de la gangrène humide.

Dans les grands hôpitaux, presque toujours encombrés et vicieusement construits, il est presque impossible d'environner les blessés de toutes les circonstances qui peuvent concourir à procurer ou favoriser une prompte guérison. Si d'éloquens philosophes ont regardé comme des lieux où se dégrade l'espèce humaine, ces immenses cités, dans lesquelles les hommes se trouvent amoncelés; comment envisager tous ces grands hospices de Londres, Paris, Lyon, etc. où sur une très-petite surface, on rapproche, on entasse deux ou trois mille sujets, que leurs maladies rendent encore plus propres à altérer l'athmosphère et à la surcharger d'émanations mal-saines (1)?

---

(1) Des observations multipliées et des rapprochemens nombreux de *Tenon* et d'*Howard*, résulte cette vérité

L'officier de santé qui exerce dans les hôpitaux a donc non-seulement à triompher de la maladie, mais encore des causes nombreuses qui tendent à la compliquer. Pour parvenir à ce dernier résultat, tout se réduit à empêcher l'insalubrité athmosphérique de toutes les manières; à isoler sur-tout les locaux destinés aux blessés, des salles de fiévreux; à favoriser par tous les moyens la communication de l'air extérieur avec l'intérieur; à renouveller ce dernier par ces courans salutaires, qui remplissent une seconde indication, en balayant aussi les effluves septiques auxquels l'athmosphère peut se trouver mélangée.

Si on ne peut empêcher la formation et le séjour des émanations putrides, il faut au moins en

---

affligeante, que presque tous les grands hôpitaux de l'Europe, vicieusement construits et distribués, n'offrent qu'un asyle insalubre à l'indigent qui se trouve forcé d'y chercher un refuge. Mais qui mieux que *Pouteau* s'est expliqué sur cette insalubrité des hôpitaux? « Les hôpitaux seroient-ils » donc plus pernicieux qu'utiles à l'humanité? Si on veut » décider cette question, qu'on entre dans les salles des » grands hôpitaux, qu'on examine la tournure vicieuse » qu'y prennent trop souvent les blessures les plus simples; qu'on ne consulte même que la manière dont l'odorat est affecté en entrant dans les salles, et qu'on » prononce! »

tempérer l'action en dégageant dans les salles le gaz acide muriatique oxigené, qu'on obtient facilement par la décomposition du muriate de soude et de l'oxide de manganèse, au moyen de l'acide sulphurique (1).

---

(1) Pour employer convenablement ce moyen, il faut avoir une idée exacte de sa manière d'agir; il produit trois effets principaux.

1°. Il agit comme stimulant de l'action vitale, augmente la force de réaction, et s'oppose ainsi à la puissance sédative des miasmes putrides. Pour obtenir ce principal effet du gaz acide muriatique oxigené, il faut en dégager jusqu'à ce qu'il produise un léger picotement à la gorge.

2°. Ce gaz inspiré avec l'air, agit sur tous les conduits de l'organe respiratoire; il donne plus de consistance à l'humeur visqueuse qui en suinte, en oxidant l'albumine qu'elle contient; ce qui forme alors sur ces parties une sorte de vernis qui peut s'opposer instantanément à l'absorbtion des miasmes septiques. L'instant le plus favorable pour obtenir cet effet, seroit donc de le dégager pendant que l'on refait les lits des malades, que l'on vuide les chaises d'aisance, que l'on balaye les salles; car c'est alors que l'on remue et agite plus fortement tous ces foyers d'infection.

3°. Enfin cet acide peut s'unir avec les vapeurs putrides qui auroient un caractère ammoniacal, et en neutraliser l'action délétère.

Ces considérations sont du citoyen *Chaussier*.

On peut voir aussi l'Instruction du Conseil de Santé du 7 ventose de l'an 2; et les Mém. de l'Acad. des Sciences; ann. 1780.

Les indications à remplir pour amener à l'état de simplicité les plaies et ulcères les plus compliqués, sont de la plus grande importance; tant que les complications subsistent, les plaies sont toujours plus exposées aux atteintes de la gangrène humide. Lorsqu'on les a fait disparoître, si la solution de continuité se trouve sans perte de substance, un pansement à sec, le bandage et la position convenable sont les moyens simples à employer.

Si la plaie avec perte de substance s'est transformée en ulcère plus ou moins étendu, les indications à remplir sont encore peu nombreuses. Il ne faut pour obtenir la prompte cicatrice d'un ulcère simple que garantir sa surface du contact de l'air, au moyen d'un appareil qui ne trouble point la formation du pus, seul baume nécessaire à la cicatrice. Cet appareil doit aussi être disposé de manière à recevoir le superflu de la suppuration, sans adhérer sur les bords de l'ulcère. L'emploi de ce moyen, un pansement prompt et pendant lequel la surface ulcérée n'est qu'instantanément à découvert; enfin toutes les précautions nécessaires pour éviter l'inoculation du virus septique, forment un mode de pansement propre à soustraire tout ulcère aux atteintes de la gangrène humide.

Mais si l'ulcère est ancien, si la surface n'est pas assez vivante et ne rend pas un pus louable, il faut le stimuler par l'application de quelques topiques de la nature du stirax, ou seulement l'arroser avec l'acide du vinaigre, ou celui du citron. Quelquefois ces moyens ne suffisent pas encore pour rendre l'ulcère de bonne nature et sa teinte blaffarde, ses bords durs et calleux restent dans le même état ; il faut alors renouveller sa surface au moyen d'un escharotique, tel qu'une légère couche de potasse caustique en consistance de bouillie.

Les indications relatives à la conservation et au rétablissement de l'intégrité des fonctions gastriques, se remplissent par une diète plus ou moins sévère, par le choix des alimens et des circonstances les plus favorables à leur distribution (1). Enfin l'emploi souvent répété des émétiques, lorsqu'un appareil saburral se manifeste.

Pour remplir les indications relatives au soutien et au rétablissement des forces vitales, le lit le mieux éclairé et le mieux aëré, le vin mêlé aux

(1) Les circonstances qui accompagnent la distribution des alimens ne sont pas indifférentes. *Quesnay* dit que les miasmes introduits avec les alimens sont plus dangereux que ceux reçus avec l'air inspiré, qui leur sert de véhicule. D'après cette observation, ne doit-on pas choisir pour la distribution des alimens le tems pendant lequel l'athmosphère a toute la pureté dont elle est susceptible ?

boissons; et si les organes digestifs sont languissans, le quinquina en substance (1) sont les moyens peu nombreux à employer.

Avec le mode de pansement que nous venons de décrire et le concours des moyens généraux, dans les lieux les plus insalubres nous sommes toujours parvenus à diminuer de beaucoup les proportions de gangrène humide : ayant vu ces proportions augmenter d'une manière effrayante par l'emploi des moyens opposés, nous ne croyons pas qu'on puisse regarder nos considérations comme des conséquences d'une théorie peut-être défectueuse, mais comme le résultat d'une expérience, qu'étaye la double preuve de ses succès et des résultats fâcheux d'une pratique opposée.

A lædentibus et adjuvantibus indicatio.

Traitement curatif.

Lorsqu'il a été impossible d'empêcher la gan-

---

(1) Le choix des différentes espèces de quinquina n'est pas indifférent. Le quinquina de St.-Domingue et celui du Pérou diffèrent sensiblement. Ce dernier, comme toutes les productions constamment exposées à l'influence de la chaleur et de la lumière, est plus odorant, plus sapide, et se trouve uni à une plus grande proportion d'oxigène ; on doit le préférer lorsque les indications qui se présentent, consistent à ranimer les forces languissantes. Voy. Annales de chimie, 11e. vol. 2e. Mémoire de *Fourcroy* sur le quinquina, pag. 7 et suiv.

grène humide d'avoir lieu, il en faut rapidement borner les progrès. Les indications qui se présentent alors sont relatives, ou à l'état général du blessé, ou à l'état local de la partie qui présente les symptômes de la gangrène humide.

Les premières indications se remplissent par quelques-uns des moyens déjà exposés. L'emploi des émétiques, si des dispositions saburrales se présentent, l'usage interne du quinquina, du vin et autres toniques, sont alors indiqués : si le blessé se trouve dans un lieu sombre et où l'air se renouvelle difficilement, il ne faut pas imprudemment le déplacer pour l'exposer à l'action d'un air plus éminemment vital. Ces déplacemens ne peuvent convenir que lorsque la gangrène humide n'existe plus, et que la partie jouit de toute la vitalité nécessaire pour résister aux agens septiques.

Relativement aux indications locales, elles se remplissent en employant un mode de pansement convenable et quelques substances médicamenteuses.

Le pansement doit être prompt, et fait de manière à ne point offrir, s'il étoit possible, l'ulcère au contact de l'air ambiant. Quoique le pus qui le couvre soit plus ou moins tenace et visqueux, il faut en épongeant mollement, enlever à sec la partie surabondante, et éviter ainsi tous les lavages et ablutions aqueuses.

Les

Les substances médicamenteuses qu'il convient d'employer, sont toutes celles qui tendent à absorber l'humidité. Nous nous sommes le plus habituellement servi de la poudre de quinquina qui remplit une double indication, en absorbant l'humidité, le pus, et en donnant du ton à la partie.

Les acides végétaux, tels que ceux du vinaigre et du citron ont été employés par les plus grands maîtres pour combattre la gangrène humide. Ce moyen nous a constamment paru avoir de bons effets, lorsqu'on l'employoit pour prévenir cette maladie non encore confirmée, ou pour en préserver de nouveau la partie qui venoit d'en être affectée ; mais il ne nous a jamais semblé réussir pour arrêter les progrès de la gangrène confirmée (1).

Cette vérité est le résultat d'observations faites à l'Hôtel-Dieu et à l'Hôpital-St.-Louis, sur quelques malades attaqués de gangrène humide aux deux jambes, et sur lesquels nous pouvions avoir deux traitemens différens, dont les effets étoient comparables.

---

(1) On pourroit objecter ici que ce fait sur l'inaction des acides est opposé aux résultats des expériences de Humbolt. (Voyez la note pag. 39) Mais il faut observer que ce physicien a appliqué les acides à nud sur des muscles dont l'état ne peut se comparer à celui des parties désorganisées par la gangrène humide.

Lorsque l'ulcère est nettoyé, lorsqu'il est mis en rapport avec des topiques convenables, il faut le couvrir d'un appareil qui puisse absorber le pus ichoreux et corrosif qui ne séjourne jamais impunément sur l'ulcère et ses parties environnantes; le garantir du contact de l'air et empêcher toute chaleur humide. Ce mode de traitement et de pansement doit être continué jusqu'à ce que les progrès de la gangrène humide soient bornés.

Quand de nouveaux escharres ne se forment plus, quand la suppuration est de bonne nature et que la surface ulcérée commence à se déterger, il faut panser à sec et employer une légère compression; il faut sur-tout alors changer les rapports du blessé, et l'entourer autant qu'il est possible de toutes les circonstances qui peuvent concourir à une prompte guérison.

IV. Partie. Considérations sur la nature de la gangrène humide.

Les désordres occasionnés dans le systême vivant par des miasmes plus ou moins actifs, ceux produits par le virus eptique (1), déposé sur un

(1) Nous nommons virus septique, le pus des ulcères affectés de la gangrène. Il peut inoculer cette maladie directement au moyen de linges, de charpie, ou même d'instrumens qui, faute de soins, s'en trouvent encore plus ou moins infectés. *Pouteau* rapporte des observations de ces funestes inoculations, dont nous avons aussi été les témoins plusieurs fois.

ulcère par l'intermède de l'air ou par celui de l'appareil, ensuite l'action continuée de la chaleur, le contact de l'athmosphère, des aqueux et de toutes les substances qui, réduites à l'état de gaz, cédent facilement de l'oxigène en se décomposant; telles sont les conditions et les circonstances nécessaires pour la production d'une gangrène humide.

Comment agissent les miasmes, le virus septique et toutes les causes de maladies analogues? Quel rapport entre le résultat de leur action et la désorganisation de la partie ulcérée? Comment s'opère cette septicité particulière, et quelles causes lui font présenter cet appareil de symptômes qui la caractérise et la distingue de la putréfaction animale? Voilà différens problêmes dont la solution pourra répandre quelques lumières sur la nature de la gangrène humide.

La peste qui se répand si facilement par le plus léger contact, agit quelquefois avec tant d'énergie qu'elle produit des morts subites.

Les miasmes qui s'élèvent des substances animales en putréfaction (1), des cimetières, des

(1) « J'ai été témoin qu'elle avoit commencé (la fièvre » d'hôpital) dans une salle, quoiqu'on ne pût l'attribuer à » aucune autre cause qu'aux exhalaisons putrides d'un » homme qui avoit un membre mortifié ». *Pringle.* Traité des maladies des armées.

voyeries et plus souvent des cercueils ou caveaux accidentellement ouverts (1), déterminent des maladies épidémiques, et quelquefois, par des effets instantanés, donnent subitement la mort.

Le venin de la vipère et plusieurs poisons analogues, selon leur quantité, l'énergie et la disposition du sujet, donnent une mort plus ou moins prompte, ou se bornent à produire une gangrène partielle à la partie blessée (2).

Les substances animales pourries, introduites dans le tissu cellulaire, déterminent des accidens plus ou moins graves et se bornent à produire une légère inflammation dans un sujet bien constitué.

Les effluves qui surchargent l'athmosphère des lieux encombrés, et sur-tout des lieux où sont entassés des sujets que leur état maladif rend plus propres à infecter l'air qui les environne, donnent lieu aux dyssenteries putrides, à la fièvre d'hôpital, aux complications des maladies les plus simples et aux dispositions septiques des plaies et ulcères.

---

(1) Voy. Mémoire hist. et phys. sur le cimetière des Innocens, par *Cadet de Vaux*. Et l'Essai sur les lieux et les dangers des sépultures, traduit de l'italien par Vicq-d'Azir.

(2) Voyez *Fontana*. Traité du poison de la vipère. Et sur les effets du bled ergoté, les Mém. de la Société de Médecine, ann. 1777, pag. 587.

Que de ressemblance, que d'analogie entre tous ces phénomènes! Toutes les causes qui les produisent, si différentes en apparence, ont des rapports marqués; elles n'ont pas divers modes d'action et ne diffèrent que par l'intensité de leur effet; toutes agissent en affoiblissant ou en éteignant l'irritabilité (1). Les plus actives par des effets rapides don-

---

(1) *Fontana*, un de ces hommes qui ont interrogé la nature avec le plus de patience et de sagacité, observe que plus les animaux sont irritables, plus les blessures que leur fait la morsure envenimée de la vipère, sont promptement mortelles, qu'elles ne manquent jamais de l'être pour les animaux à sang rouge et chaud. Il obtient ces résultats d'un grand nombre d'expériences qui lui donnent en même tems la conviction, que le poison de la vipère agit en éteignant l'irritabilité; il conclut que des phénomènes analogues ont lieu dans les fièvres de prison, des armées, dans toutes les maladies putrides et contagieuses, « où la cor- » ruption des solides et des liquides est également uni- » verselle. Il faut avoir recours à toutes autres causes qu'à » des sels pour expliquer la force destructive de ces fâ- » cheuses maladies, qui bouleversent et détruisent en si » peu de tems l'économie animale; leurs effets et ceux de » bien d'autres maladies qui leur sont analogues, ainsi que » les accidens qui les accompagnent, sont très-propres à » faire croire, qu'elles portent dans la machine un virus » caché, lequel semblable au venin de la vipère, fomente » la destruction et la décomposition des solides et des flui-

nent subitement la mort, et dans ce cas l'irritabilité est si complétement abolie que les cadavres passent aussitôt à la putréfaction. Les expériences de *Galvani* faites sur des animaux tués de cette manière, n'ont pas réussi; et sans doute on eût en vain cherché sur leurs différentes parties quelques-unes de ces traces d'irritabilité qu'on retrouve encore long-tems après la mort, lorsque l'animal soumis à l'expérience, a péri par la simple destruction du rapport de ses parties (1). En même tems

---

» des. En effet on observe toujours dans ces maladies les » convulsions, le grand abattement, la prostration, etc. » *Fontana.* Traité du poison de la vipère, tom. 1, pag. 85.

(1) L'ouverture des cadavres de personnes mortes à la suite de maladies putrides, offre le plus souvent des phénomènes analogues : le cerveau est flétri et présente quelquefois des traces de suppuration, les vaisseaux sont remplis d'un sang séreux et noirâtre. Voy. *Pringle*, Maladies des armées; et *Timoni*, relation de la peste de Constantinople.

Vicq-d'Azir a été témoin de faits semblables dans les dissections nombreuses d'animaux qui avoient péri dans différentes épizooties. Enfin les sujets morts de la rage, particuliérement ceux qui périssent dans les premiers accès, offrent aussi les signes d'une putréfaction très-prompte. Voyez la 8e. épitre de *Morgagni*; et les Recherches sur la rage, par Andri, p. 14. Tous ces faits répandent quelque lumière; mais pour avoir des éclaircissemens plus étendus,

la flétrissure ou la suppuration du cerveau; la flaccidité du cœur et des artères, décèlent d'une manière distincte ce défaut d'irritabilité. On n'a point assez examiné le cadavre pour connoître l'identite de ces phénomènes avec ce qui se passe dans la gangrène humide; mais qu'on se rappelle sa description, qu'on la compare à celle de toutes les maladies putrides et malignes; et alors pourra-t-on croire que les effluves putrides, qui déterminent la gangrène humide, agissent d'une manière différente et ne portent pas de même leurs funestes

---

il faudroit multiplier les expériences et principalement répéter plusieurs de celles de *Haller* et de *Galvani* sur les animaux tués par les miasmes et les différens poisons.

On ne peut qu'être frappé de l'analogie qui existe entre la manière d'agir des différens poisons et le *Galvanisme*. Si les expériences de *Humbolt* se confirment; s'il reste prouvé que l'oxigène peut rétablir l'irritabilité plus ou moins affoiblie dans une partie; que les acides appliqués sur la fibre musculaire augmentent leur contractilité; qu'appliqués sur les troncs de nerfs, ils les dissolvent et détruisent la puissance contractile dans les parties auxquelles ils se distribuent; et qu'au contraire les alcalis, en contact avec les muscles, diminuent leur force de contraction, et, répandus sur les troncs de nerfs, tendent à rétablir cette contraction. Ces faits pourront éclairer la pratique dans plusieurs circonstances et offrir des secours dans des cas où la médecine est souvent forcée à l'inactivité.

effets sur le principe conservateur de la vie (1)? Toutes les fonctions interrogées ne répondent-elles pas de la même manière; et la prostration, le dégoût, le pouls débile, intermittent et sans réaction, ne sont-ils pas des phénomènes, qui ont lieu dans la gangrène humide, comme dans toutes les maladies putrides et malignes? Tout dans cette gangrène n'annonce-t-il pas que la partie qu'elle attaque n'est plus assez puissamment influencée par les irradiations vitales pour réagir contre les causes septiques qui tendent à l'infecter? En vain on voudroit expliquer ce genre de putréfaction par la combinaison de substances pourries avec la partie ulcérée; il faut une altération préalable des forces de la vie. Les liquides des animaux, ces organes en fusion, non-seulement sont anti-septiques, mais encore arrêtent une putréfaction déjà très-avancée; les expériences de *Pringle*, de *Réaumur*, de *Spallanzani* ne laissent aucun doute sur cette théorie.

L'observation de phénomènes habituels nous

---

(1) Quand le pus d'un ulcère étoit louable, *Hippocrate* en concluoit que les solides et les liquides étoient en bon état: si au contraire il voyoit que la décharge de l'ulcère fût mauvaise, il en concluoit qu'il y avoit quelque défaut dans la force vivifiante qui émane du cœur. Traité de fièvres par *Grant*, tome 2., pag. 10.

prouve cette même vérité. Plusieurs peuplades sauvages se nourrissent de chairs déjà putréfiées : l'hyène, le chacal, le vautour, etc. et tous ces animaux, dont *Buffon* forme ses groupes de lâches carnaciers, trouvent dans les cimetières et dans les voyeries un fond de subsistance assuré, et assimilent à leur propre substance des matières déjà arrivées au plus haut degré de décomposition. Tout prouve donc que l'affoiblissement de la force vitale est une condition nécessaire pour que des mouvemens septiques puissent se développer dans une partie, et en conséquence la gangrène humide n'est point seulement une affection locale, mais a lieu, comme toutes les maladies malignes, au coin desquelles elle est marquée, par un affoiblissement de l'irritabilité nerveuse, et ne diffère des autres affections malignes, que par des degrés comparables d'intensité.

On sera encore plus convaincu de la vérité de cette æthiologie, si on se rappelle que cette maladie se porte avec une sorte de choix sur les plaies des extrêmités (1), et que c'est dans ces parties éloi-

(1) *Tessier* a fait la même observation sur l'espèce de gangrène déterminée par le seigle ergoté, qui causa la fameuse épidémie de la Sologne. « C'est particuliérement aux » becs des trois oiseaux que la gangrène a causé du désor-

gnées des grands centres vitaux que les progrès sont plus rapides et la cure plus difficile.

La conviction augmente encore si l'on considère que les artères et les nerfs, ces conducteurs de la chaleur et de la vie, dont ils jouissent avec beaucoup plus d'énergie que les autres parties, sont les derniers à s'altérer, et qu'ils ne sont presque jamais atteints de gangrène humide; ils sont apperçus isolés et intacts au milieu des débris et des lambeaux de la partie successivement désorganisée.

Les considérations que nous venons de présenter répandent donc quelque jour sur la nature de la gangrène humide; cette affection maladive a des rapports marqués avec toutes celles connues sous le nom de contagieuses, putrides et malignes, pour la prodution desquelles l'affoiblissement de l'irritabilité est une condition nécessaire.

Afin d'éclairer toutes les faces de l'objet que nous traitons, nous allons encore présenter quelques considérations sur la nature des phénomènes locaux de la gangrène humide.

Les loix qui régissent la décomposition du cadavre, ou de toute partie isolée du systême vivant,

---

» dre, parce que ces parties sont très-éloignées du centre » du mouvement, c'est-à-dire du cœur. » Mém. de la Soc. de Méd. 1778. pag. 614.

se trouvent dans l'accomplissement de ces phénomènes. En vain la partie blessée cesseroit d'être suffisamment influencée par la force de la vie, si elle ne communiquoit avec l'air, les aqueux, etc. et si une enveloppe impermeable aux agens septiques pouvoit la défendre : le travail nécessaire pour arriver à la cicatrice seroit entravé, et toutes ces phases irrégulières annonceroient le trouble et le désordre de la machine; mais la gangrène humide n'auroit pas lieu. Au contraire par une température élevée, par un mode de pansement qui laisse long-tems la plaie à découvert, par l'application de cataplasmes et de décoctions chaudes, la gangrène humide fait les plus rapides progrès, et ses ravages sont plus prompts et plus étendus dans les lieux bien aërés, mais où l'encombrement, les vicieuses distributions, et les défauts de régime et d'administration ont réuni toutes les causes de septicité.

Le déplacement d'un lieu obscur et mal-aëré, dans un lieu éclairé, et où l'air est plus souvent renouvellé, augmente aussi la décomposition septique d'une partie attaquée de gangrène humide (1). Le même phénomène a toujours lieu à moins

(1) Le cit. *Pelletan*, sans avoir le dessein de présenter aucune æthiologie de la gangrène humide, a également observé le mauvais, ou au moins l'infructueux effet du déplacement d'un lieu sombre dans un endroit mieux aéré.

que la force de la vie n'ait recouvré sa primitive activité, et que la partie ulcérée n'ait acquis ce degré de vitalité nécessaire pour s'opposer à tout mouvement de putréfaction. Dans tout autre cas le contact de l'oxigène sera funeste, et cela pourroit-il être autrement, puisque si cet air pur est d'un côté l'aliment de toute chaleur et de toute vie animale, il tend aussi à opérer la désorganisation de toutes parties mortes, ou trop foiblement influencées par les irradiations vitales. De tous ces faits n'est-il pas permis de conclure que dans la gangrène humide, la nature agit en suivant les mêmes loix que dans la fermentation, la putréfaction, etc.? L'élévation de température, le contact de l'air, de la lumière et de toutes les substances qui cèdent facilement l'oxigène, ne sont-ils pas des moyens semblables qu'elle emploie dans tous ces cas? Les différences consistent seulement dans les modifications déterminées par un reste d'irritabilité, qui font présenter à la gangrène hu-

---

L'observation de *Pouteau* ne semble-t-elle pas encore venir à l'appui de cette théorie? « Dans des salles bien séparées, placées sur le Rhône, j'ai vu que la gangrène humide, évidemment inoculée avec de la charpie imprégnée de virus septique, faisoit toujours les plus grands ravages. » *Pouteau*. Œuvres posthumes, tom. 3, pag. 229 et suiv.

mide une physionomie particulière. Ces caractères imprimés par quelques irradiations de la vie, à laquelle la partie n'est pas tout-à-fait soustraite, l'ont fait méconnoître et ont donné lieu à divers traitemens, qui loin d'en borner les progrès, les ont souvent rendus plus rapides et plus étendus.

Nous avons présenté le tableau de la gangrène humide, ensuite nous avons déroulé celui des causes variées qui la produisent et des moyens qui s'opposent à son invasion, ou à ses progrès. Toutes nos considérations tendent à prouver que cette gangrène humide, toujours déterminée par un défaut d'énergie vitale, et par une diminution d'irritabilité dans la partie blessée, présente des phènomènes analogues à ceux de la putréfaction du cadavre ou de toute partie isolée du systême vivant.

Les phénomènes de la gangrène humide, les effets des agens qui déterminent ou modifient la décomposition septique, la manière d'agir d'un traitement convenable, nous ont paru former un ensemble de faits qui confirme notre manière nouvelle d'envisager la gangrène humide des hôpitaux.

Si nous nous sommes trop étendus, si nous avons présenté plusieurs considérations trouvées épisodiques, si peut-être nous avons offert des rapprochemens forcés et des analogies éloignées, on nous pardonnera en faveur de quelques considérations utiles et des vues philantropiques, qui seules ont pu nous engager à nous livrer à un travail au-dessus de nos forces.

En effet, sans être coupables du crime de lèze-humanité, pouvions-nous garder le silence, lorsque nous avons cru posséder quelques vérités dont la connoissance devoit rendre moins nombreux les abus et les désordres dont nous avions été les témoins ?

Pendant plusieurs années, employés dans les hôpitaux militaires, nous avons vu la gangrène humide faire les plus désolans progrès, attaquer les plaies les plus simples, comme les plus compliquées, donner lieu dans plusieurs circonstances à des mutilations chirurgicales de toute espèce. Enfin presque toujours s'est présenté sous nos yeux le spectacle des maux qu'ont ajouté aux malheurs de la guerre, l'ignorance et l'impéritie de plusieurs hommes destinés à les réparer. Notre ame a été accablée par tous les sentimens pénibles de l'indignation et de la pitié. Mais nous n'avons pas voulu nous borner à d'inutiles émotions et à un attendrissement stérile. Nous avons dit avec *Howard* : *j'ai entendu le cri du malheureux et je me suis dévoué à le secourir* (1). Continuellement nous avons cherché

(1) *Howard.* Préface du traité des prisons et des hôpitaux.

à lever une partie du voile étendu sur une complication qui, mieux connue, devoit nécessairement devenir moins funeste.

Ce mémoire a été le résultat de nos observations et de nos méditations; puisse-t-il remplir une partie de nos vues; puisse-t-il au moins diminuer les maux dont le spectacle nous a si douloureusement affligés, nous aurons atteint notre but, et rempli quelques-uns de ces devoirs que la société impose à chacun de ses membres!

EXTRAIT du rapport fait à la Société de Santé de Paris, par les Citoyens FOURCROI, HEURTELOUP *et* PORTAL, *sur le mémoire qui précède.*

Le citoyen Fourcroi, rapporteur, expose que ce mémoire est divisé en quatre parties, dont la première offre la description de la gangrène humide; la seconde traite de ses causes; la troisième indique le traitement curatif et préservatif; il se borne à l'extrait rapide, mais précis de ces trois parties. A la quatrième il observe quelle « est la » théorie de la maladie, et conséquemment la » partie la plus délicate et la plus difficile de la » dissertation; car on sait que tout ce qui tient » aux causes et à la nature intime des changemens » qui ont lieu dans la production des maladies, » comme ce qui constitue l'effort et les phéno- » mènes de la vie, est encore couvert d'un voile » qu'il est à peine permis de soulever même au » moment où la physique et la chimie moderne » ont donné de nouveaux et de si puissans moyens

» pour y parvenir. On ne doit, on ne peut donc » pas s'attendre à trouver dans cette partie, la » certitude et les résultats exacts qui ne sont en- » core accordés qu'à ces recherches qui ont lieu » sur des corps dont on connoît, dont on déter- » mine facilement les propriétés, dont des affec- » tions, des qualités multipliées, ne compliquent » point l'équilibre d'action, comme on l'observe » dans les corps animés. Aussi cette partie de l'ou- » vrage que nous analysons, n'offre-t-elle que des » analyses, des rapprochemens faits avec la saga- » cité et le genre de précision que comporte en- » core l'état de nos connoissances, sur la physique » des corps animés ».

Après ces considérations, le citoyen Fourcroi expose rapidement les objets contenus dans cette quatrième partie, et termine, en disant que ce mémoire « annonce dans les citoyens Burdin et » Moreau, beaucoup de connoissances, celles sur- » tout des sources pures, le choix de la bonne » route pour arriver à l'explication des phéno- » mènes de la vie et de la nature des maladies; » il prouve qu'ils sont au courant des recherches » modernes sur la physique animale; il témoigne » ce goût et cet art d'observation qui éclaire du » flambeau de la théorie, les routes si obscures » de la pratique; il est d'ailleurs écrit avec la clar- » té, la méthode et la pureté, qu'il est si heureux » de voir réunis au mérite de l'observateur exact. » Nous pensons donc que ce mémoire doit être » accueilli avec distinction par la société, qu'il est » digne de ses éloges, et d'occuper une place dans » le recueil périodique qu'elle publie ».

Au Louvre, le 12 Nivôse de l'an 5.

Et ont signés FOURCROI, HEURTELOUP, PORTAL.

www.ingramcontent.com/pod-product-compliance
Ingram Content Group UK Ltd.
Pitfield, Milton Keynes, MK11 3LW, UK
UKHW021031180726
13838UKWH00004B/1727